Sobre as NCCN Guidelines for Patients®

National Comprehensive Cancer Network®

AF886219

Você sabia que os principais centros de oncologia nos Estados Unidos trabalham em conjunto para melhorar o tratamento oncológico? Essa aliança dos principais centros de oncologia é chamada de National Comprehensive Cancer Network® (NCCN®).

O tratamento oncológico está em constante mudança. A NCCN desenvolve recomendações para o tratamento oncológico baseadas em evidências para profissionais de assistência médica em todo o mundo. Essas recomendações atualizadas com frequência estão disponíveis nas NCCN Clinical Practice Guidelines in Oncology (NCCN Guidelines®). As NCCN Guidelines for Patients explicam claramente as recomendações de especialistas para pessoas com câncer e para cuidadores.

Essas NCCN Guidelines for Patients se baseiam nas NCCN Clinical Practice Guidelines in Oncology (NCCN Guidelines®) para Rastreamento de câncer colorretal, versão 1.2024 – 27 de fevereiro de 2024

Consulte as NCCN Guidelines for Patients gratuitamente on-line
NCCN.org/patientguidelines

Encontre um centro de oncologia da NCCN perto de você
NCCN.org/cancercenters

Conecte-se conosco

Apoiadores

As NCCN Guidelines for Patients têm o apoio e o financiamento da NCCN Foundation®

A NCCN Foundation agradece aos seguintes apoiadores corporativos por ajudar a disponibilizar as NCCN Guidelines for Patients: Bristol Myers Squibb e Pfizer Inc.

A NCCN adapta, atualiza e organiza as NCCN Guidelines for Patients de forma independente. Nossos apoiadores corporativos não participam do desenvolvimento das NCCN Guidelines for Patients e não são responsáveis pelo conteúdo e pelas recomendações nelas contidas.

Apoio adicional é fornecido por

A Fight Colorectal Cancer (Fight CRC) é uma importante organização de capacitação de pacientes e defesa de seus direitos que fornece informações equilibradas e objetivas sobre pesquisa, tratamento e políticas relacionadas ao câncer de cólon e retal. Eles atuam como defensores incansáveis da esperança, com foco no financiamento de iniciativas de pesquisa promissoras e de alto impacto enquanto munem defensores para influenciar a legislação e as políticas para o bem comum. Saiba mais em fightcolorectalcancer.org e siga @FightCRC nas redes sociais!

Para fazer uma doação ou saber mais, acesse on-line ou envie um e-mail

NCCNFoundation.org/donate

PatientGuidelines@NCCN.org

Sumário

A NCCN Foundation busca apoiar os milhões de pacientes e suas famílias afetados por um diagnóstico de câncer pelo financiamento e distribuição das NCCN Guidelines for Patients. A NCCN Foundation também está comprometida com o avanço do tratamento do câncer por meio do financiamento de médicos promissores do país no centro de inovação em pesquisa sobre o câncer. Para obter mais informações e a biblioteca completa de recursos para o paciente e cuidadores, acesse NCCN.org/patients.

National Comprehensive Cancer Network (NCCN) e NCCN Foundation
3025 Chemical Road, Suite 100, Plymouth Meeting, PA 19462 USA

1

Sobre o rastreamento de câncer colorretal

O rastreamento previne o câncer colorretal ao localizar e remover pólipos antes de se tornarem câncer. Se o câncer começou a se desenvolver, o rastreamento o localiza precocemente, quando a cura é mais provável.

O câncer colorretal é o câncer que se forma no cólon ou no reto. Esses órgãos formam o intestino grosso.

No cólon, os alimentos que você come se transformam em fezes (excrementos). As fezes são mantidas no reto até saírem do corpo durante a evacuação.

A parede intestinal é feita de camadas de tecido. O câncer tem início na camada mais interna que fica em contato com as fezes.

O que é rastreamento?

Rastreamento é o exame realizado para detectar problemas de saúde em alguém sem sinais ou sintomas do problema.

O médico levará em consideração sua idade, histórico de saúde e histórico de saúde familiar para determinar seu risco de desenvolver câncer colorretal. Seu risco determina quando você deve iniciar o rastreamento e quais são os métodos recomendados para você.

A maioria das pessoas se concentra no risco médio e pode escolher entre vários tipos de exames de rastreamento.

Nos Estados Unidos, indivíduos de ascendência indígena-americana/nativa do Alasca ou negra são mais propensos a desenvolver câncer colorretal e ir a óbito por esse motivo.

O intestino grosso

O começo do cólon é uma bolsa chamada de ceco. O restante do cólon divide-se em quatro seções principais: cólon ascendente, transverso, descendente e sigmoide. O reto é a última parte do intestino grosso. As fezes são mantidas nessa parte até saírem do corpo pelo ânus.

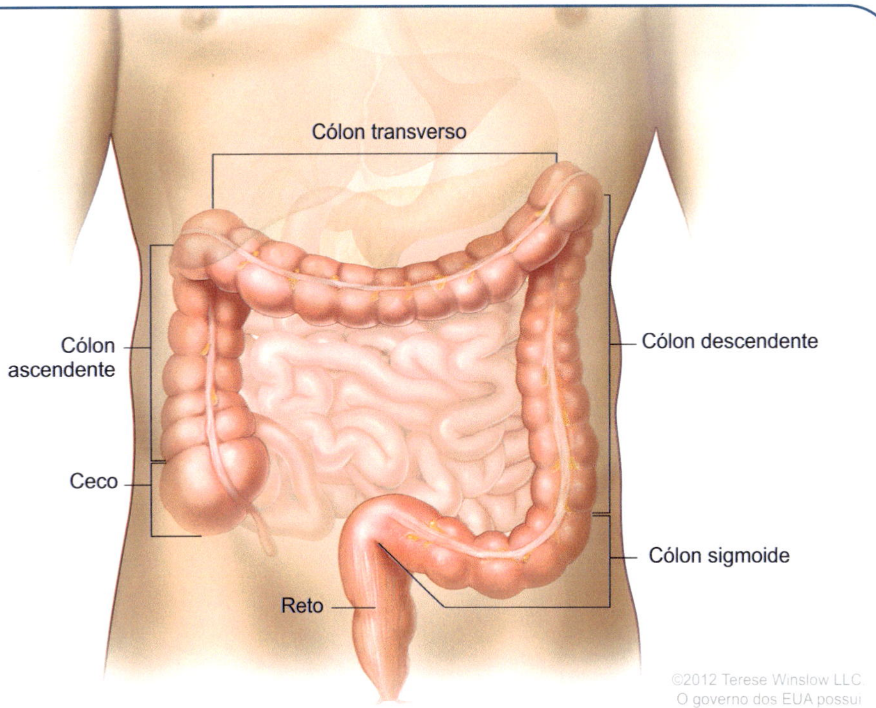

Pólipos e lesões

Pólipos são crescimentos não cancerosos no revestimento interno do intestino grosso. Alguns tipos têm mais propensão de se tornarem câncer do que outros.

Os pólipos têm diferentes formatos e tamanhos, incluindo alguns que são muito planos e difíceis de detectar. Pólipos pediculados têm um pedúnculo e se projetam da parede do cólon. Pólipos sésseis são mais planos e sem pedúnculos.

A remoção de pólipos pode prevenir o câncer antes que ele tenha início. A maioria pode ser removida na colonoscopia. Exames de rastreamento não invasivos podem detectar pólipos, mas não podem removê-los.

Os pólipos podem também ser examinados para identificar se o câncer ainda não começou a se desenvolver.

Embora a maioria dos pólipos não se transforme em câncer, seu risco de câncer é aumentado se você teve algum dos tipos descritos abaixo.

Adenomas

Adenomas são o tipo mais comum de pólipo. Eles são pré-cancerosos. Isso quer dizer que, embora possa demorar muitos anos, um adenoma pode se tornar um câncer invasivo. O câncer que se forma em um adenoma é chamado de adenocarcinoma. É o tipo mais comum de câncer colorretal.

Os padrões de crescimento remetem à aparência do pólipo quando observado em um microscópio. Os adenomas crescem em três tipos de padrões: tubular (mais comum), viloso e tubuloviloso.

Alguns adenomas têm mais propensão de se tornarem câncer do que outros. Esses adenomas "avançados" têm pelo menos uma destas características:

Pólipos

Pólipos são crescimentos no revestimento da parede intestinal. Pólipos pediculados parecem cogumelos e se projetam da parede do cólon. Pólipos sésseis são mais planos e sem pedúnculos.

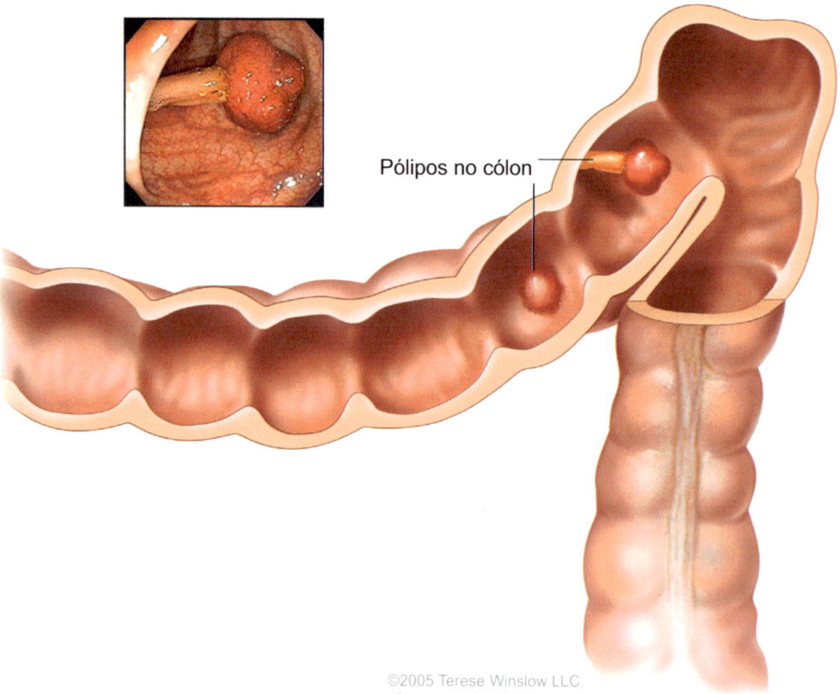

- Têm o tamanho de 1 centímetro (1 cm) ou mais.
- Têm displasia de alto grau.
- Têm um padrão celular viloso ou tubuloviloso.

Os adenomas também são chamados de pólipos adenomatosos, pólipos tradicionais e pólipos convencionais.

Pólipos serrilhados

Pólipos serrilhados também formam células pré-cancerosas. Esses pólipos podem ter padrão serrilhado quando observados em um microscópio.

Pólipos serrilhados sésseis (que também recebem o nome de lesões serrilhadas sésseis) são pólipos mais planos, sem pedúnculo.

Adenomas serrilhados tradicionais são pólipos raros com padrão de crescimento viloso.

Pólipos hiperplásicos também fazem parte da família serrilhada de pólipos. Embora a maioria não evolua para câncer, os especialistas não sabem com certeza se pólipos hiperplásicos com mais de 1 centímetro aumentam ou não o risco de câncer colorretal. Por causa dessa possibilidade, o rastreamento mais frequente costuma ser recomendado para pólipos hiperplásicos grandes.

Rastreamento e diagnóstico

O rastreamento de câncer é direcionado a pessoas sem sinais ou sintomas de câncer colorretal. Se você tiver sinais ou sintomas, o objetivo do exame é localizar o problema e fazer um diagnóstico. Consulte seu profissional de saúde se tiver estes sinais e sintomas:

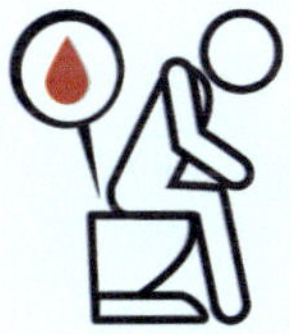
Fezes com sangue

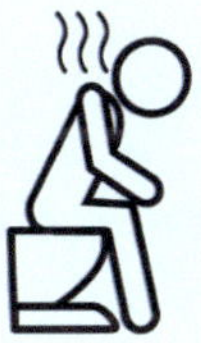
Mudanças nos hábitos intestinais

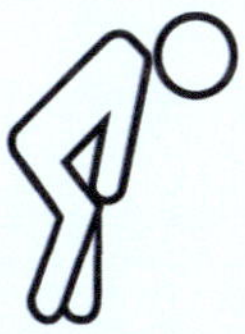
Anemia por deficiência de ferro

Dor abdominal

Determinando seu risco

O médico levará em consideração sua idade, histórico de saúde e histórico de saúde familiar para determinar seu risco de desenvolver câncer colorretal.

Seu risco determina quando você deve iniciar o rastreamento e quais são os métodos recomendados para você. A maioria das pessoas tem risco médio. Veja o quadro a seguir para conhecer os níveis de risco.

Seu risco é médio ou aumentado para câncer colorretal?

Risco médio

Idade de 45 a 75 anos

E

Sem histórico de câncer colorretal ou pólipos avançados e de alto risco em parentes de primeiro grau (genitores, irmãos biológicos e filhos biológicos)

E

Você nunca recebeu um diagnóstico com alguma dessas enfermidades →

Risco aumentado

Histórico familiar de câncer colorretal ou pólipos avançados e de alto risco

OU

Você recebeu um diagnóstico com alguma dessas enfermidades:

- Câncer colorretal
- Adenomas ou pólipos serrilhados sésseis
- Doença inflamatória intestinal (DII)
- Fibrose cística
- Câncer infantil
- Síndrome de Lynch
- Polipose adenomatosa familiar
- Polipose associada a *MUTYH*
- Síndrome de Peutz-Jeghers
- Síndrome de polipose juvenil
- Síndrome de polipose serrilhada
- Síndrome de Cowden/Síndrome do tumor hamartoma *PTEN*
- Síndrome de Li-Fraumeni

Outros modos para diminuir seu risco

O rastreamento é a melhor forma de prevenir o câncer colorretal. Veja abaixo outras medidas que podem ser tomadas para diminuir o risco.

Outros modos para diminuir seu risco de câncer colorretal

Mantenha uma dieta saudável, rica em alimentos de origem vegetal. Limite o consumo de carne vermelha e comidas processadas. Extraia os nutrientes de comidas reais; não confie somente em suplementos.

Consuma o mínimo possível de bebidas alcoólicas.

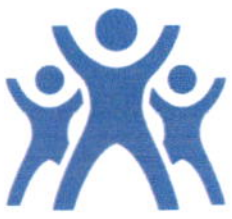

Pratique mais atividades físicas e reduza o sedentarismo.

Mantenha um peso saudável. Acompanhar seu peso, alimentação, calorias e níveis de atividade física pode ajudá-lo a atingir suas metas.

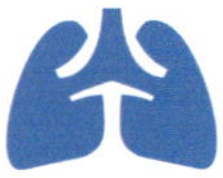

Pare de fumar. Pergunte à equipe de tratamento sobre opções para ajudar a parar de fumar. Aconselhamento e medicamentos costumam ser as opções.

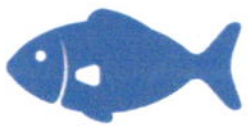

Extraia vitamina D de alimentos como salmão, atum, cavala e gema de ovo. Sua pele também produz vitamina D quando exposta ao sol, mas lembre-se de usar protetor solar quando ficar ao ar livre por longos períodos.

Pontos principais

- O câncer colorretal é o câncer que ocorre no cólon ou no reto. Pólipos são crescimentos no revestimento interno desses órgãos.
- A maioria dos pólipos não se torna câncer, entretanto, se você teve determinados tipos de pólipos, o risco de câncer é aumentado.
- O rastreamento previne o câncer colorretal ao localizar e remover pólipos antes de se tornarem câncer. Ele também localiza o câncer precoce, quando há maior probabilidade de cura.
- O médico levará em consideração sua idade, histórico de saúde e histórico de saúde familiar para determinar seu risco de desenvolver câncer colorretal.
- Seu risco determina quando você deve iniciar o rastreamento e quais são os métodos recomendados para você. A maioria das pessoas tem risco médio.
- Além do rastreamento, manter um estilo de vida saudável pode ajudar a prevenir o câncer colorretal. Limite o consumo de bebidas alcoólicas e comidas processadas, mantenha-se ativo e pare de fumar.

Queremos o seu feedback!

Nosso objetivo é fornecer informações sobre o câncer que sejam úteis e fáceis de entender.

Responda à nossa pesquisa e nos diga o que fizemos corretamente e o que poderíamos melhorar.

NCCN.org/patients/feedback

2

Rastreamento em pessoas com risco médio

Para pessoas com risco médio de câncer colorretal, o rastreamento começa aos 45 anos. Há vários exames de rastreamento disponíveis. Informe seus métodos de rastreamento preferidos ao médico.

O rastreamento começa aos 45 anos

Pessoas com risco médio de câncer colorretal devem começar o rastreamento aos 45 anos. Pessoas com boa saúde devem continuar o rastreamento até os 75 anos.

Se você tiver entre 76 e 85 anos de idade, o rastreamento de câncer é uma decisão pessoal. Converse com o seu profissional de saúde sobre os possíveis riscos e benefícios do rastreamento, considerando sua saúde geral.

O rastreamento de câncer colorretal não é necessário para pessoas com mais de 85 anos.

Abaixo estão descritas as várias opções de rastreamento para pessoas com risco médio de câncer colorretal. Converse com seu médico sobre os prós e os contras de cada opção.

De 45 a 75 anos

Faça o rastreamento (a menos que você tenha um quadro clínico sério).

De 76 a 85 anos

O rastreamento é uma decisão pessoal. Saiba quais são os prós e os contras para você.

A partir de 86 anos

O rastreamento não é necessário.

Colonoscopia

Nos Estados Unidos, a colonoscopia é o exame de rastreamento de câncer colorretal mais comum, independentemente do nível de risco.

Esse procedimento permite que o profissional de saúde, em geral um gastroenterologista, examine todo o intestino grosso e remova crescimentos anormais.

Junto à retossigmoidoscopia flexível (descrita a seguir), a colonoscopia é considerada:

- um exame de rastreamento visual;
- um exame de rastreamento estrutural;
- um exame de rastreamento endoscópico.

Procedimentos endoscópicos são o único método de rastreamento que pode remover pólipos.

Limpeza intestinal

A colonoscopia requer a limpeza das fezes no intestino. O preparo do intestino consiste em dieta líquida e laxantes fortes. Siga atentamente as instruções de preparação. Se o intestino não estiver suficientemente limpo, pode ser necessário remarcar ou repetir o exame.

O que esperar

Você provavelmente vestirá uma roupa hospitalar. O exame será feito enquanto você se deita de lado. Se optou por dormir durante o procedimento, você receberá um sedativo intravenoso.

Colonoscopia

A colonoscopia é um procedimento que possibilita que o médico veja e remova tecidos anormais do cólon. Um dispositivo fino é inserido pelo ânus, subindo pelo reto até o cólon. O aparelho tem uma lâmpada, uma câmera e uma ferramenta de corte.

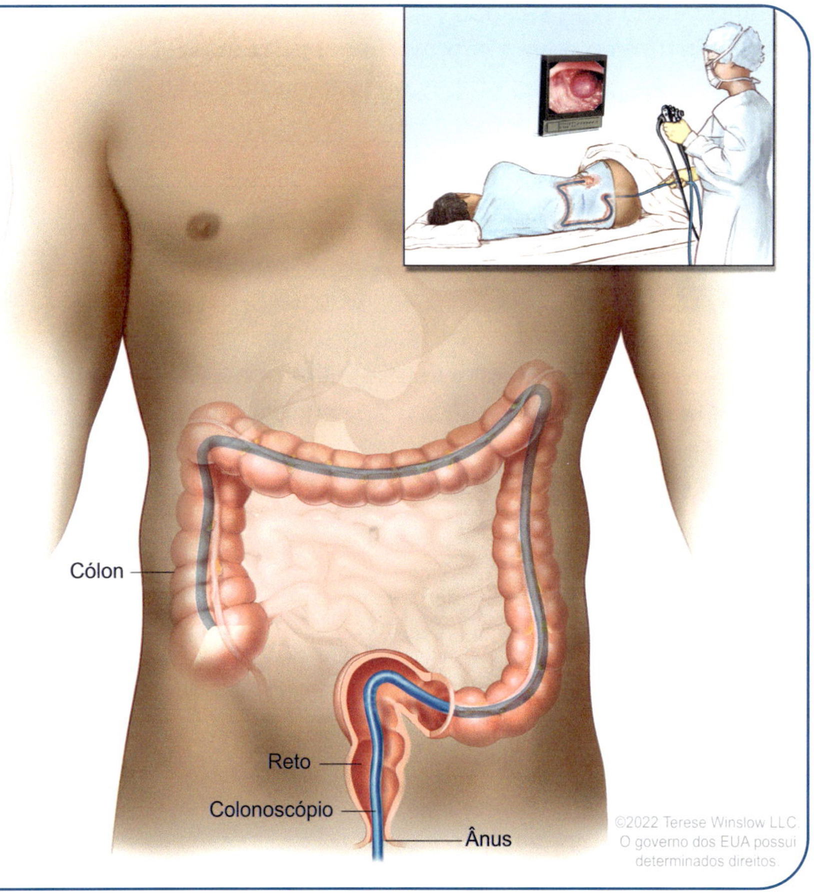

O médico vai inserir, no seu ânus, um dispositivo longo e fino com uma luz e uma câmera, e o direcionará calmamente por todo o intestino grosso. Eles observarão seu cólon em um monitor e procurarão crescimentos anormais.

Se forem encontrados pólipos ou lesões, eles serão removidos durante o procedimento com o uso de uma ferramenta de corte. Isso se chama polipectomia. A maioria dos pólipos pode ser removida desse modo. Raramente uma cirurgia é necessária.

O número de pólipos, seu tamanho e localização serão registrados no laudo de colonoscopia.

Os pólipos removidos serão enviados a um especialista chamado patologista para exame. Com um microscópio, esse médico procurará células cancerosas no pólipo. Se alguma célula cancerosa for encontrada, o diagnóstico de câncer será feito.

O diagnóstico será incluído em um laudo de patologia junto a outras informações dos exames do tecido. As próximas etapas de tratamento serão baseadas nas informações da sua colonoscopia e nos achados patológicos.

A colonoscopia leva menos de uma hora. Depois, você poderá ficar por mais uma hora, até que passe o efeito dos medicamentos utilizados. Alguém precisará levar você para casa. No dia seguinte, você provavelmente se sentirá normal. Entre em contato com o médico se sentir dor de forte intensidade, tiver vômitos, fezes com sangue ou fraqueza.

Resultados e próximo rastreamento

Se nenhum pólipo for encontrado, você pode esperar 10 anos até o próximo rastreamento, e pode usar qualquer método de rastreamento. Você também pode esperar 10 anos se os únicos pólipos encontrados forem pequenos e hiperplásicos.

Se algum desses pólipos for encontrado, você deve manter a colonoscopia no próximo rastreamento. A data da próxima colonoscopia depende do número, do tamanho e de outras características dos pólipos removidos.

- Adenoma (qualquer tamanho)
- Pólipo serrilhado séssil (qualquer tamanho)
- Pólipo hiperplásico com 1 cm ou mais

Nas próximas páginas, veja informações sobre um novo rastreamento depois da remoção dos pólipos.

Remoção de pólipos pequenos

Quando um ou dois adenomas pequenos forem detectados e removidos, o intervalo até a repetição do rastreamento é semelhante ao de pessoas com risco médio. Pólipos serrilhados são mais propensos a reaparecerem depois da remoção, então, o intervalo é menor. Veja mais detalhes no quadro abaixo.

Um grande número de pólipos pode ser devido à síndrome de câncer hereditário. Se muitos pólipos foram removidos, seu médico provavelmente encaminhará você para testes genéticos.

Remoção de pólipos grandes

Pólipos de 1 cm ou mais podem ser de difícil remoção. Eles também podem ter outras características que aumentam o risco de câncer.

Depois da remoção de um **pólipo pediculado grande** que não mostrou sinais de câncer, é recomendado fazer uma colonoscopia depois de **3 anos**.

Pólipos sésseis tendem a crescer novamente depois do tratamento. Para pólipos sésseis e lesões com características de alto risco, é recomendado fazer uma colonoscopia em

Novo rastreamento depois de encontrar pequenos pólipos na colonoscopia

Número e tipo de pólipos removidos	Intervalo até a próxima colonoscopia	Se os resultados forem normais, o intervalo até próximo rastreamento é ampliado
1 ou 2 adenomas com até 1 cm	7 a 10 anos	10 anos
1 ou 2 pólipos serrilhados sésseis (sem displasia) com até 1 cm	5 anos	10 anos
• Adenomas serrilhados tradicionais • Pólipos avançados ou múltiplos com características de alto risco • 3 a 9 adenomas ou pólipos serrilhados sésseis	3 anos	5 anos
• 10 ou mais pólipos de alto risco encontrados durante uma colonoscopia • 20 ou mais pólipos de alto risco encontrados durante várias colonoscopias	O alto número de pólipos sugere que você pode ter uma síndrome colorretal hereditária. É recomendado o encaminhamento para avaliação genética. É recomendado fazer uma colonoscopia em 1 ano, ou o intervalo para o próximo rastreamento pode ser individualizado.	

1 a 3 anos. Se os resultados forem normais, você poderá esperar três anos até a próxima colonoscopia.

Para pólipos sésseis com características de alto risco, ou que não foram removidos em uma peça, é recomendado fazer uma colonoscopia em 6 meses. Se os resultados forem normais, sua próxima colonoscopia será em 1 ano e, então, 3 anos depois, se os resultados forem normais.

Se for encontrado câncer

Para obter informações sobre o tratamento do câncer, consulte as *NCCN Guidelines for Patients: câncer de cólon e câncer retal* em NCCN.org/patientguidelines e no aplicativo NCCN Patient Guides for Cancer.

Esses recursos tratam dos testes de reparo de incompatibilidade (MMR). Todos os cânceres colorretais devem ser testados para identificar os biomarcadores (características).

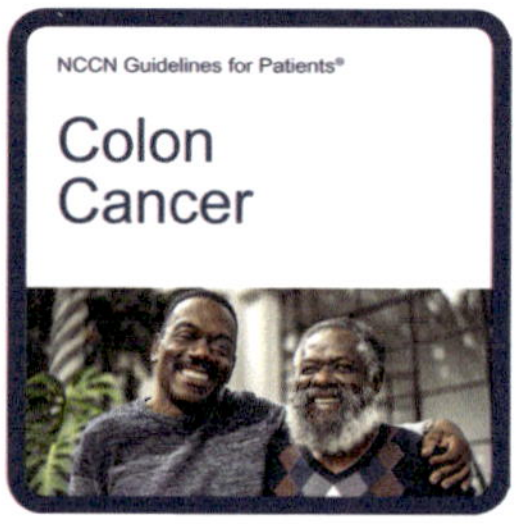

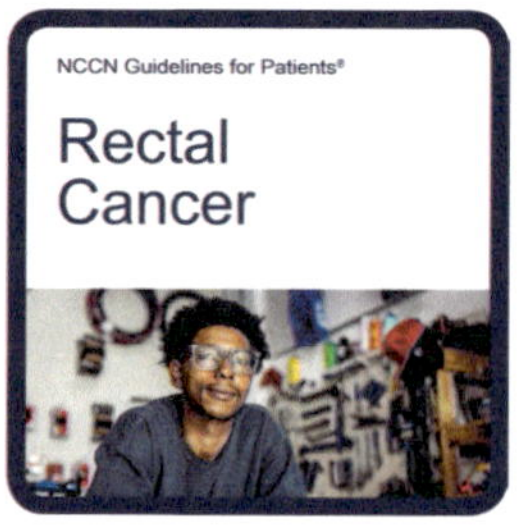

Quem é mais afetado?

Nos Estados Unidos, indivíduos de ascendência indígena-americana/nativa do Alasca ou negra são mais propensos do que outros grupos étnicos ou raciais a desenvolver câncer colorretal e ir a óbito por esse motivo.
Esses indivíduos também enfrentam barreiras no rastreamento de câncer colorretal.

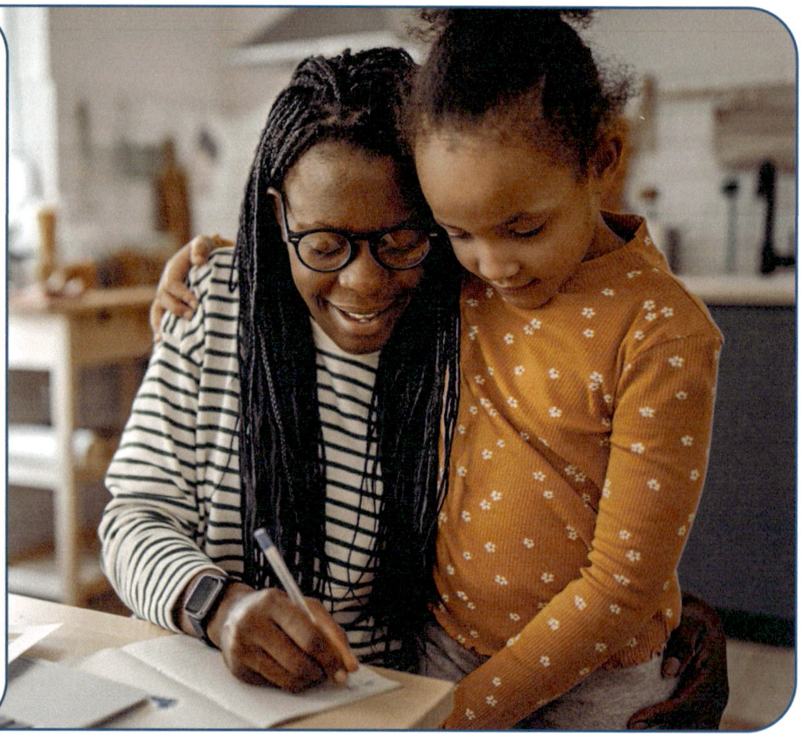

Retossigmoidoscopia flexível

Esse método de rastreamento visual é um exame do reto e da última parte do cólon. Para ver essas áreas, o médico inserirá lentamente um dispositivo com uma pequena câmera em seu ânus e até o intestino grosso.

Se nenhum pólipo for encontrado, é recomendado fazer novamente o rastreamento em 5 a 10 anos, usando qualquer método. Isso também é válido se os pólipos encontrados forem hiperplásicos e tiverem menos de 1 cm. Converse com o seu médico sobre os riscos e benefícios de cada método.

Se pólipos ou lesões planas forem encontrados, o médico os removerá ou fará uma biópsia durante o procedimento. Um patologista examinará os pólipos e/ou tecidos removidos. Se algum destes tipos de pólipo for encontrado, é recomendado fazer uma colonoscopia:

- Um adenoma
- Uma lesão ou pólipo serrilhado séssil
- Um pólipo hiperplásico com 1 cm ou mais

Se você teve um dos tipos de pólipo listados acima, tem risco aumentado de câncer colorretal. A recomendação é de rastreamento mais frequente. *Veja no capítulo 3* as recomendações de rastreamento para pessoas com risco aumentado.

Retossigmoidoscopia

A retossigmoidoscopia flexível permite que um profissional de saúde veja seu reto e a última parte do cólon. Se nenhum pólipo for encontrado, é recomendado fazer o rastreamento novamente em 5 a 10 anos, usando qualquer método.

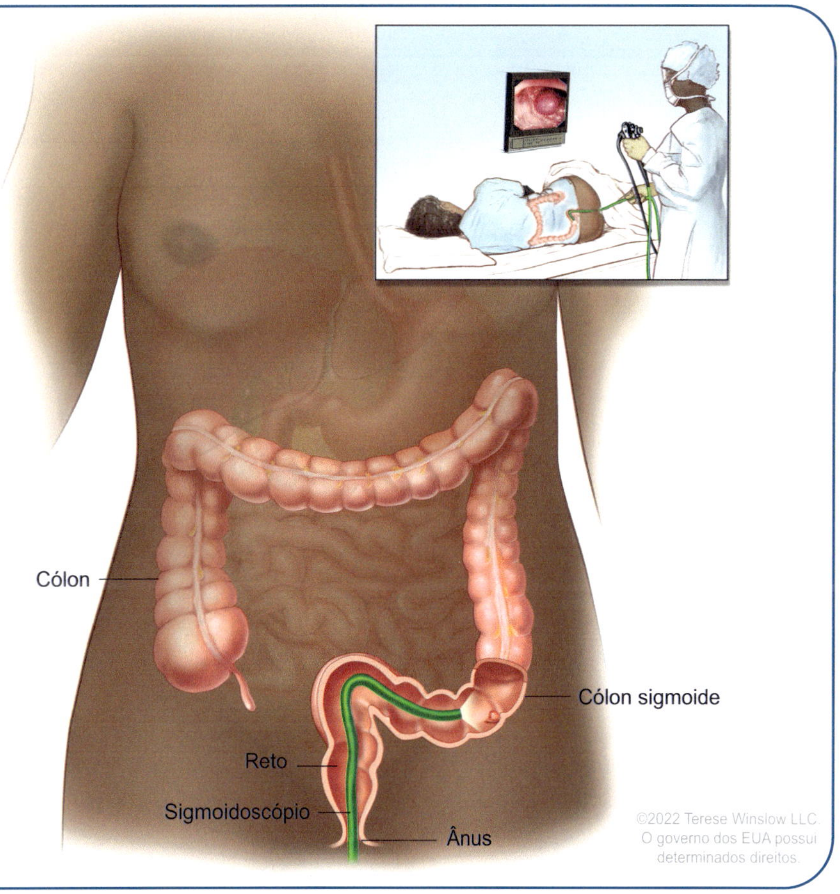

Colonografia por TC

A colonografia por tomografia computadorizada (TC), também chamada de colonoscopia virtual, é outra opção de rastreamento para pessoas com risco médio. Esse exame usa uma TC e uma pequena dose de radiação para examinar mais detalhadamente o intestino grosso. Ele também mostra os órgãos no abdome.

A colonografia por TC não é invasiva e não precisa de sedação. A desvantagem é precisar de limpeza intestinal, como na colonoscopia.

Se nenhuma lesão ou pólipo for encontrado, é recomendado fazer o rastreamento novamente em 5 anos, usando qualquer método. Converse com o seu médico sobre os riscos e benefícios de cada método.

Se forem encontrados pólipos, é recomendado fazer uma colonoscopia. Se somente um ou dois pólipos pequenos forem encontrados, esperar 3 anos e refazer o rastreamento com colonografia por TC é também uma opção.

Novo rastreamento em pessoas com risco médio

Método de rastreamento	Intervalo até o próximo rastreamento se os resultados forem normais
Colonoscopia	Repetir em 10 anos
Retossigmoidoscopia flexível	Repetir em 5 a 10 anos
Colonografia por TC	Repetir em 5 anos
Teste de DNA nas fezes multialvo (mtDNA)	Repetir em 3 anos
PSOF de alta sensibilidade com guáiaco	Repetir em 1 ano
Teste imunoquímico fecal (FIT)	Repetir em 1 ano

Rastreamento com exame de fezes

Os exames de fezes podem detectar sinais de câncer colorretal em uma amostra de fezes. Esses sinais incluem sangue e DNA liberados em células anormais.

Os exames de fezes são aprovados pela FDA somente para pessoas com risco médio de câncer colorretal.

Esse método envolve a coleta de uma amostra de fezes em casa e seu envio a um laboratório para análise.

Exames de fezes são mais fáceis do que uma colonoscopia, mas não são tão precisos para encontrar pólipos que podem se tornar câncer. E, se os resultados dos exames de fezes mostrarem alterações, é recomendado fazer uma colonoscopia em 6 a 10 meses depois disso.

Exames de sangue oculto nas fezes

Os exames de sangue oculto nas fezes (PSOF) procuram sangue (oculto) nas fezes. O tipo mais comum usa guáiaco, uma substância utilizada para revestir os cartões de amostra de fezes. Se houver sangue na amostra, o guáiaco causará sua mudança de cor rapidamente.

A PSOF com guáiaco exige a coleta consecutiva de três amostras de fezes. Também exige que você siga uma dieta especial.

O teste imunoquímico fecal (FIT) é outro tipo de PSOF. Uma amostra das fezes é colocada em um tubo de coleta ou em um cartão para análise. O FIT utiliza anticorpos que se ligam a uma proteína do sangue chamada hemoglobina para detectar sangue.

Ao contrário do PSOF com guáiaco, o FIT não requer mudanças na sua dieta. Além disso, muitas marcas exigem apenas uma amostra de fezes por ano.

Se os resultados de PSOF ou FIT com guáiaco forem positivos, é recomendado fazer uma colonoscopia dentro de 9 meses. Se os resultados forem negativos, o rastreamento (com qualquer método) deve ser repetido em 1 ano.

Teste de DNA multialvo de fezes

Esse método procura sangue e DNA em suas fezes, cuja presença poderia ser causada por pólipos pré-cancerosos ou câncer de cólon. O Cologuard é um teste de DNA multialvo de fezes disponível atualmente.

Se os resultados forem positivos, é recomendado fazer uma colonoscopia dentro de 9 meses.

Se os resultados de DNA forem negativos, é recomendado fazer o rastreamento novamente (usando qualquer método) em 3 anos.

Rastreamento com análise do sangue

Exames de sangue aprovados pela FDA para rastreamento de câncer colorretal estão disponíveis. No momento, eles são direcionados somente a pessoas com risco médio que não podem ou não querem usar outros métodos de rastreamento.

Depois do rastreamento com um exame de sangue, não se sabe quanto esperar até o próximo rastreamento. Converse com o profissional de saúde sobre a data do próximo rastreamento.

Pontos principais

- Pessoas com risco médio começam o rastreamento aos 45 anos. Existem vários métodos de rastreamento disponíveis. Examine os prós e os contras de cada opção com o seu profissional de saúde.
- O intervalo até o próximo rastreamento varia de acordo com o método de rastreamento anterior.
- Se os resultados da colonoscopia forem normais, não é necessário fazer outro rastreamento por 10 anos.
- Depois do rastreamento com um exame de fezes, um novo rastreamento é feito entre 1 e 3 anos.
- Se você optar por um método de rastreamento não é invasivo e o exame for positivo, será necessária uma colonoscopia para completar o processo de rastreamento.
- Você tem risco aumentado de câncer colorretal se teve um adenoma ou um pólipo serrilhado séssil. Depois da remoção desses pólipos, a data do próximo rastreamento será baseada no número e nas características dos pólipos.

Conheça seu histórico familiar

O histórico familiar é um dos fatores de risco mais importantes para o câncer colorretal. Prepare-se para dizer as seguintes informações ao profissional de saúde:

- O tipo de câncer, se houver, de parentes consanguíneos
- A idade dele(a) no diagnóstico de câncer
- A idade atual ou a idade no momento da morte
- Doenças de saúde herdadas e defeitos congênitos em sua família

3

Rastreamento em pessoas com risco aumentado

A colonoscopia é o método de rastreamento de escolha para todos com risco aumentado de câncer colorretal.

Doença inflamatória intestinal

A doença inflamatória intestinal (DII) é um grupo de problemas de saúde que causa inchaço prolongado e danos no trato digestivo. Os danos podem levar ao crescimento de células anormais, que podem se tornar câncer, com o tempo.

Colite ulcerativa e colite por doença de Crohn são tipos de DII. Essas patologias costumam ter início antes dos 30 anos ou muito tarde na vida. Ter uma delas aumenta o risco de câncer colorretal.

Seu risco aumenta ainda mais se a sua família tiver histórico de câncer colorretal, ou se você tiver colangite esclerosante primária (CEP), uma enfermidade que causa danos e estreitamento dos dutos biliares.

É difícil detectar a displasia, porque geralmente ocorre em uma seção plana e de aparência normal da parede do cólon. É ideal realizar o rastreamento quando a DII estiver inativa.

Início do rastreamento de câncer

Em pessoas com DII que afetam o cólon, a maioria deve começar o rastreamento de câncer colorretal 8 anos antes do início dos sintomas de DII. Começar antes dos 8 anos é recomendável se você tiver histórico familiar de câncer colorretal.

Pessoas com colangite esclerosante primária devem começar o rastreamento quando forem diagnosticadas com CEP, independentemente de quando os sintomas de DII começaram.

Métodos de rastreamento

A colonoscopia deve sempre ser utilizada para rastreamento de câncer colorretal em pessoas com DII. Seu médico guiará lentamente um aparelho fino introduzindo-o no seu ânus e cólon enquanto você está sedado.

Pode ser difícil ver a displasia com uma colonoscopia típica, então, ela é complementada com novos métodos para obter melhor precisão. Esses incluem:

- Endoscopia de alta definição com luz branca (HDWLE)
- Cromoendoscopia

A cromoendoscopia envolve a aplicação de um corante no revestimento interno do intestino. O corante facilita a identificação de áreas anormais e a execução de biópsias direcionadas.

Seu médico fará uma biópsia (removerá amostras) das áreas que pareçam anormais. O médico também retira amostras aleatórias de cada seção do intestino grosso.

Pólipos ou lesões ressecáveis

Pólipos e lesões que podem ser removidas com segurança são chamados de ressecáveis. Se forem encontrados, eles serão removidos por endoscopia (se possível). A data da próxima colonoscopia depende das características dos pólipos removidos.

Para pólipos de menor risco que forem completamente removidos, é recomendado fazer uma colonoscopia em 1 a 3 anos.

Para pólipos de alto risco que forem completamente removidos, a colonoscopia é recomendada em 1 ano, mas pode ser necessária até 3 meses depois.

Se o pólipo não for completamente removido, você poderá ser encaminhado a um endoscopista treinado em técnicas de ressecção avançadas ou a um cirurgião especializado em DII.

Displasia invisível

Os exames podem encontrar displasia (tecido anormal) em amostras que parecem normais durante a endoscopia. Isso é chamado de displasia invisível. Ela não pode ser vista com endoscópio.

Se a displasia for confirmada, a cromoendoscopia é o próximo passo (se ainda não foi feita). Seu médico pode fazer isso ou encaminhar você a um endoscopista com experiência em cromoendoscopia. Seu médico também pode encaminhar você a um cirurgião especialista em DII para decidir entre vigilância e cirurgia.

Displasia não encontrada

Se não for encontrada displasia, é recomendado fazer uma colonoscopia em 1 ano em pessoas com alto risco. Características de alto risco incluem colangite esclerosante primária, inflamação ativa e histórico familiar de diagnóstico de câncer colorretal antes dos 50 anos.

Para todos os outros sem inflamação ativa, a próxima colonoscopia deve ser feita em 2 a 5 anos.

Estenose do cólon

Com o tempo, a DII causa a formação de tecido cicatricial no revestimento do intestino. Isso causa a estenose, isto é, o estreitamento do intestino em determinadas áreas.

As estenoses do cólon podem ter câncer subjacente, principalmente em pessoas com DII prolongada. Se o seu último rastreamento de vigilância detectou uma estenose, consulte um especialista em DII.

A próxima etapa de tratamento pode ser uma cirurgia para remover todo ou parte do cólon. Isso é chamado de colectomia. Se a cirurgia não for planejada, um novo rastreamento em 1 ano é recomendado.

Fibrose cística

Pessoas com fibrose cística têm risco aumentado de câncer colorretal. Ele, com frequência, se desenvolve precocemente em pessoas com essa doença em comparação a pessoas com risco médio. O risco é ainda maior se você realizou um transplante de órgão para controle da fibrose cística.

Em pessoas que passaram por transplante de órgãos, é recomendado fazer uma colonoscopia a partir dos 30 anos ou dentro de 2 anos após o transplante. Se não passou por transplante de órgãos, o rastreamento começa aos 40 anos.

Um processo de limpeza intestinal mais minucioso é necessário antes da colonoscopia para pessoas com fibrose cística. Sua equipe de tratamento explicará como preparar o intestino.

Se os resultados da colonoscopia forem normais, a próxima será feita em 5 anos. Se a colonoscopia encontrar pólipos pré-cancerosos, a próxima é recomendada em 3 anos.

Histórico familiar de câncer colorretal

O médico perguntará sobre o histórico de saúde dos membros da sua família biológica (parentes consanguíneos). Se você tiver um parente de primeiro grau com histórico de câncer colorretal, você tem risco aumentado de também desenvolver a doença.

A causa não é clara na maioria das famílias com histórico de câncer colorretal. Ele pode ser causado por genes compartilhados, experiências compartilhadas ou ambos. Em casos raros, a causa é uma síndrome colorretal hereditária. Mais informações sobre essas síndromes são mostradas abaixo. Estas recomendações **não** são válidas para famílias com essas síndromes.

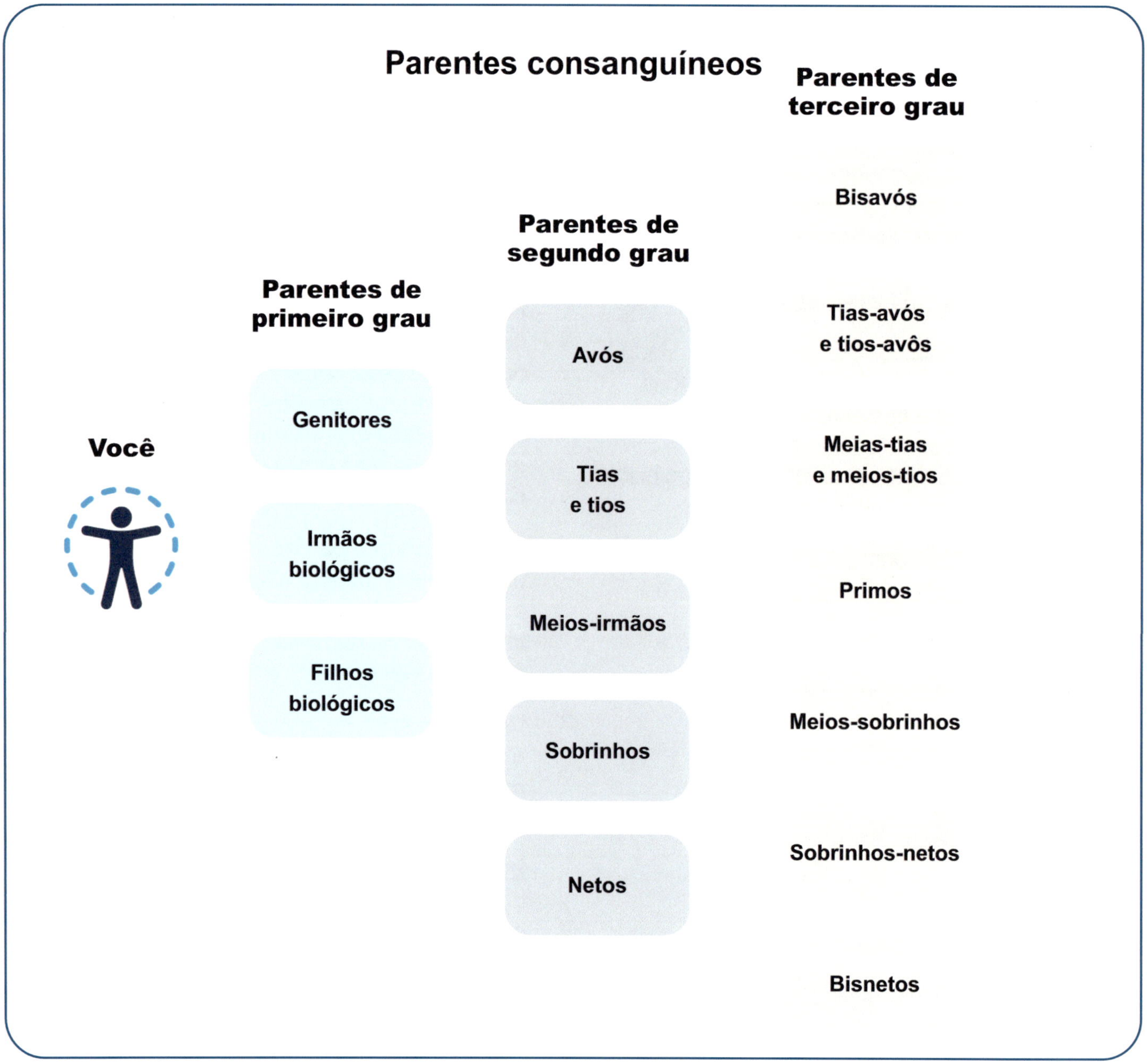

Comparado ao rastreamento de risco médio, o rastreamento com base em histórico familiar geralmente começa mais cedo e é mais frequente. O intervalo entre os rastreamentos pode ser prolongado se dois rastreamentos consecutivos tiverem resultados normais. A sua idade e a quantidade e idade de membros da família afetados são outros fatores que podem alterar o rastreamento.

Compartilhe os resultados do rastreamento com a sua família. Fale para eles se forem encontrados pólipos ou cânceres. Quando souberem do seu histórico, eles podem tomar decisões informadas. As recomendações de rastreamento para membros da família podem ser incluídas no seu laudo de colonoscopia. Alguns médicos darão a você uma carta para compartilhamento com seus parentes de primeiro grau.

Parentes de primeiro grau com câncer colorretal

Se você tiver parentes de primeiro grau diagnosticados com câncer colorretal em qualquer idade, é recomendado que a colonoscopia comece aos 40 anos, ou 10 anos antes do diagnóstico mais precoce na família. Por exemplo, se o seu parente de primeiro grau foi diagnosticado aos 44 anos, você deverá começar o rastreamento aos 34 anos.

Se os resultados forem normais, é recomendado repetir a colonoscopia a cada 5 anos. Ou você e seu médico podem elaborar um cronograma de rastreamento diferente dependendo da sua idade, das preferências e dos detalhes do seu histórico familiar.

Parentes de primeiro grau com pólipos avançados e de alto risco

Se um ou mais parentes de primeiro grau tiveram pólipos avançados e de alto risco, a colonoscopia de rastreamento é recomendada aos 40 anos, ou na idade em que o parente foi diagnosticado, o que acontecer primeiro.

O rastreamento deve ser repetido a cada 5 a 10 anos, desde que os resultados continuem normais. Ou, você e seu médico podem elaborar um cronograma de rastreamento diferente dependendo da sua idade, das preferências e dos detalhes do seu histórico familiar.

Parentes de segundo ou terceiro grau

Se tiver parentes de segundo ou terceiro grau (mas não de primeiro grau) que foram diagnosticados com câncer colorretal, o rastreamento deve começar aos 45 anos, igual ao de pessoas com risco médio.

Embora seu risco de câncer colorretal possa ser maior do que alguém com risco médio, estudos não encontraram dados suficientes para justificar o rastreamento antes dos 45 anos.

A colonoscopia deve ser repetida a cada 10 anos, desde que os resultados continuem normais.

Síndromes de câncer hereditário

As síndromes de câncer hereditário são síndromes raras causadas por mudanças em determinados genes que costumam ser transmitidos de um genitor para os filhos. Uma causa genética é mais provável se você tiver muitos parentes com câncer colorretal e o câncer deles foi diagnosticado antes dos 45 anos.

Pessoas nascidas com síndrome de Lynch têm alto risco de desenvolver vários tipos de câncer, como câncer de cólon, endométrio e ovário. A síndrome de Lynch é causada por mutações herdadas nos genes de reparo de incompatibilidade (MMR).

As síndromes de polipose são um grupo de síndromes de câncer que causam pólipos colorretais. A mais comum é a polipose adenomatosa familiar (FAP). A FAP causa a formação de centenas a milhares de pólipos no cólon e no reto.

Se houver suspeita de uma síndrome herdada, o médico pode encaminhar você a um conselheiro genético. Esse especialista pode conversar com você e sua família sobre testes para síndromes relacionadas a câncer colorretal. Para ser testado, você precisa fornecer uma amostra de sangue ou saliva. A amostra será enviada a um laboratório para busca de mutações genéticas que causam essas síndromes.

É importante conversar com um conselheiro genético antes de fazer testes genéticos.

“Meu teste genético, que identificou que tenho mutação no gene MSH2 (síndrome de Lynch), me ajudou a tomar decisões quanto ao futuro tratamento e entender meu risco futuro de outros cânceres. Isso me proporcionou a oportunidade de ser proativa nos cuidados da minha saúde.”

Histórico de tratamento de câncer

Alguns tratamentos de câncer aumentam o risco de desenvolvimento de outro câncer posteriormente. Se recebeu algum destes tratamentos na infância, adolescência ou quando jovem adulto, você tem maior risco de câncer colorretal:

- Quimioterapia
- Radioterapia (especialmente no abdome, na pelve ou na coluna)
- Radiação no corpo inteiro (independentemente da dose, com ou sem quimioterapia)

Para pessoas com histórico de apenas quimioterapia, é recomendado fazer uma colonoscopia a partir dos 35 anos ou 10 anos após a quimioterapia (o que acontecer primeiro). Isso significa que, se você recebeu quimioterapia aos 28 anos, o rastreamento começa aos 38 anos. O rastreamento sempre deve começar aos 45 anos e ser repetido a cada 5 anos.

Para pessoas que receberam radioterapia conforme a descrição acima, é recomendado fazer uma colonoscopia a partir dos 30 anos ou 5 anos após o tratamento (o que acontecer primeiro). O rastreamento sempre deve começar aos 45 anos e ser repetido a cada 5 anos.

Se você tiver 10 ou mais pólipos (de qualquer tipo) em qualquer parte do trato gastrointestinal, eles podem ser causados pelo tratamento de câncer anterior. Isso é mais provável se testes genéticos abrangentes não encontraram mudanças genéticas associadas ao câncer colorretal ou a síndromes de pólipos hereditárias.

Nesse caso, seu médico pode sugerir uma endoscopia do trato superior (além da vigilância com colonoscopia). Isso permitirá que ele tenha uma vista de referência (inicial) do seu trato gastrointestinal que poderá ser comparada a futuros exames gastrointestinais.

Tomar medidas para fazer o rastreamento

Você pode tomar medidas para fazer o rastreamento e reduzir o risco de câncer colorretal:

- Comece a conversa cedo. Antes dos 45 anos, converse sobre seu risco de câncer colorretal com o profissional de saúde.
- Conheça seu histórico familiar de câncer colorretal, que pode exigir rastreamento antecipado.
- Conheça as muitas opções de rastreamento de câncer colorretal.
- Comece o rastreamento a tempo e cumpra o cronograma do rastreamento de acompanhamento.
- Seja ativo, faça escolhas alimentares saudáveis e pare de fumar.

Pontos principais

- Pessoas com fibrose cística têm risco aumentado de câncer colorretal. Se você passou por um transplante de órgãos, é recomendado fazer uma colonoscopia a partir dos 30 anos ou dentro de 2 anos após o transplante. Caso contrário, o rastreamento começa aos 40 anos.
- Pessoas com doença inflamatória intestinal (DII) que afeta o cólon têm risco aumentado de câncer colorretal. O rastreamento deve começar 8 anos após o início dos sintomas de DII ou antes, se você tiver histórico familiar ou colangite esclerosante primária. O intervalo até o próximo rastreamento varia de 3 meses a 3 anos, de acordo com o risco de câncer.
- Se tiver histórico familiar de câncer colorretal ou de pólipos pré-cancerosos, o rastreamento costuma começar aos 40 anos ou antes. Você pode repetir o rastreamento em até 5 anos, mesmo que não seja encontrado nenhum pólipo.
- Tratamento com quimioterapia ou radioterapia na infância ou quando jovem adulto aumenta o risco de câncer colorretal mais tarde na vida. O rastreamento deve começar mais cedo que o recomendado para pessoas com risco médio.

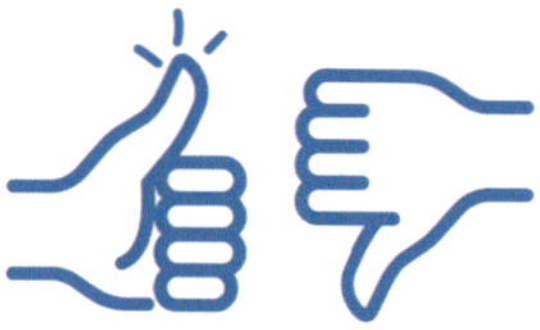

Conte-nos a sua opinião!

Reserve alguns minutos para responder a uma pesquisa on-line sobre as NCCN Guidelines for Patients.

NCCN.org/patients/response

Recursos

CanCare, Inc.
Cancare.org

CancerCare
cancercare.org

Colorectal Cancer Alliance
ccalliance.org

Fight Colorectal Cancer
fightcolorectalcancer.org

Imerman Angels
Imermanangels.org

National Coalition for Cancer Survivorship
canceradvocacy.org

Triage Cancer
Triagecancer.org

Câncer colorretal e jovens adultos

Por motivos desconhecidos, o câncer colorretal tem sido diagnosticado com mais frequência em pessoas com menos de 45 anos. Esses cânceres podem ser confundidos com hemorroidas ou outras doenças não cancerosas. Se vir sangue nas fezes ou notar mudanças nos seus hábitos intestinais, entre em contato com um profissional de saúde para fazer exames.

“O câncer colorretal sempre foi considerado uma “doença de idoso”. Contudo, estudos mostraram que pessoas nascidas após 1990 têm de 2 a 4 vezes mais chances de desenvolver câncer colorretal do que uma pessoa nascida em 1950. Por isso, é muito importante realizar o rastreamento aos 45 anos".

Termos que você precisa conhecer

adenoma
É o tipo mais comum de pólipo colorretal. Também chamado de pólipo adenomatoso, pólipo tradicional e pólipo convencional.

adenoma serrilhado tradicional
Um tipo de pólipo raro com alto risco de se tornar câncer. Tem um padrão de célula serrilhada quando visto em um microscópio.

colangite esclerosante primária (CEP)
Uma doença rara e prolongada que causa danos aos dutos biliares. Aumenta o risco de câncer colorretal.

colite por doença de Crohn
Um tipo de doença inflamatória intestinal que causa inchaço prolongado no cólon.

colite ulcerativa
Um tipo de doença inflamatória intestinal (DII) que aumenta o risco de câncer colorretal.

cólon
A seção mais longa do intestino grosso. Onde a comida digerida se transforma em fezes.

colonografia por tomografia computadorizada
Uma opção para rastreamento em pessoas com risco médio de câncer colorretal. Usa exame de tomografia computadorizada (TC) para ver o intestino grosso e as áreas próximas. Também chamada de colonoscopia virtual.

colonoscopia
Procedimento que examina o interior do cólon com um aparelho introduzido no ânus.

cromoendoscopia virtual
Procedimento que examina o interior do cólon com um aparelho introduzido no ânus e que possui filtragem da luz. Também chamada cromoendoscopia visual óptica.

displasia
Um padrão de crescimento celular anormal.

doença inflamatória intestinal (DII)
Grupo de doenças que causam inchaço de longo prazo no trato digestivo. Inclui colite por doença de Crohn e colite ulcerativa.

endoscopia de alta definição com luz branca (HD-WLE)
Procedimento que examina o interior do cólon com um aparelho introduzido no ânus e que cria imagens muito nítidas.

exame de sangue oculto nas fezes (PSOF)
Exame laboratorial que busca minúsculas quantidades de sangue nas fezes.

laxante
Medicamento utilizado para limpar o intestino.

lesão
Uma área plana de células anormais.

mucosa
A camada mais interna da parede do cólon.

patologista
Médico especialista em examinar células e tecidos em busca de doenças.

polipectomia
Um procedimento cirúrgico menor para remoção de pólipos, usualmente durante uma colonoscopia.

pólipo
Um crescimento não canceroso no revestimento interno do intestino grosso. Com o tempo, certos tipos de câncer podem se formar.

pólipo hiperplásico
Um tipo de pólipo serrilhado. Pólipos hiperplásicos grandes podem aumentar o risco de câncer colorretal.

pólipo pediculado
Um pólipo que se projeta da parede intestinal em um pedúnculo.

pólipo serrilhado séssil
Um pólipo plano com alto risco de se tornar câncer. Tem um padrão de célula serrilhada quando visto em um microscópio. Pode ter agrupamentos de displasia (células pré-cancerosas). Também chamado de lesão serrilhada séssil ou adenoma serrilhado séssil.

pólipo séssil
Um pólipo que não se projeta muito da parede intestinal.

reto
A última seção do intestino grosso. As fezes são mantidas nessa parte até saírem do corpo pelo ânus.

retossigmoidoscopia flexível
Uma opção para rastreamento em pessoas com risco médio de câncer colorretal. Envolve a visualização do reto e da última seção do cólon para procurar por áreas anormais.

síndrome de Lynch
Uma síndrome de câncer hereditário que aumenta o risco de desenvolver câncer colorretal e outros cânceres.

síndromes de polipose
Um grupo de síndromes de câncer que causam pólipos colorretais. A mais comum é a polipose adenomatosa familiar (FAP).

teste de DNA nas fezes multialvo
Exame laboratorial que busca marcadores genéticos do câncer colorretal nas fezes.

teste imunoquímico fecal (FIT)
Exame laboratorial que busca minúsculas quantidades de sangue nas fezes.

Se receber o diagnóstico de câncer colorretal, tomar aspirina todos os dias pode prolongar sua vida e melhorar os resultados relacionados ao câncer. Pergunte ao seu profissional de saúde se a aspirina é adequada para você. O sangramento interno é um risco de tomar aspirina.

Colaboradores da NCCN

Este guia do paciente se baseia nas NCCN Clinical Practice Guidelines in Oncology (NCCN Guidelines®) para Rastreamento de câncer colorretal, versão 1.2024. Ele foi adaptado, revisado e publicado com a ajuda das seguintes pessoas:

Dorothy A. Shead, mestre em Ciências
Diretora sênior,
Operações de Informação do Paciente

Erin Vidic, assistência médica
Redatora médica sênior, Informações ao paciente

Susan Kidney
Especialista sênior em Design Gráfico

As NCCN Clinical Practice Guidelines in Oncology (NCCN Guidelines®) para Rastreamento de câncer colorretal, versão 1.2024 foram desenvolvidas pelos seguintes membros do NCCN Panel:

Dr. Reid M. Ness, mestre em Saúde Pública/Presidente
Vanderbilt-Ingram Cancer Center

Dr. Xavier Llor, PhD/Vice-presidente
Yale Cancer Center/Smilow Cancer Hospital

Dr. Mohammad Ali Abbass, mestre em Saúde Pública
Robert H. Lurie Comprehensive Cancer Center of Northwestern University

Dr. Shrinivas Bishu
University of Michigan Rogel Cancer Center

Dr. Christopher T. Chen
Stanford Cancer Institute

*Dr. Gregory Cooper
Case Comprehensive Cancer Center/ University Hospitals Seidman Cancer Center e Cleveland Clinic Taussig Cancer Institute

Dra. Dayna S. Early
Siteman Cancer Center, Barnes-Jewish Hospital and Washington University School of Medicine

Dr. Mark Friedman
Moffitt Cancer Center

Dr. David Fudman
UT Southwestern Simmons Comprehensive Cancer Center

Dr. Francis M. Giardiello, MBA
Johns Hopkins Kimmel Cancer Center

Kathryn Glaser, PhD, assistência médica
Roswell Park Comprehensive Cancer Center

Dr. Surya Gurudu
Mayo Clinic Comprehensive Cancer Center

Dr. Michael Hall, mestre em Ciências
Fox Chase Cancer Center

Dr. Lyen C. Huang, mestre em Saúde Pública
Huntsman Cancer Institute, University of Utah

Dra. Rachel Issaka, assistente médica
Fred Hutchinson Cancer Center

*Dr. Bryson Katona, PhD
Abramson Cancer Center, University of Pennsylvania

Dr. Trilokesh Kidambi
City of Hope National Medical Center

Dra. Audrey J. Lazenby
Fred & Pamela Buffett Cancer Center

Dra. Jennifer M. Weiss, mestre em Ciências
Indiana University Melvin and Bren Simon Comprehensive Cancer Center

Dr. Arnold J. Markowitz
Memorial Sloan Kettering Cancer Center

Dr. Joseph Marsano
UC Davis Comprehensive Cancer Center

Dra. Folasade P. May, PhD, mestre em Filosofia
UCLA Jonsson Comprehensive Cancer Center

*Dr. Robert J. Mayer
Dana-Farber/Brigham and Women's Cancer Center | Mass General Cancer Center

Dra. Kinga Olortegui
The UChicago Medicine Comprehensive Cancer Center

Dra. Swati Patel, mestre em Ciências
University of Colorado Cancer Center

Dr. Shajan Peter
O'Neal Comprehensive Cancer Center, UAB

*Dra. Laura Porter
Defensoria independente do paciente

Dra. Mehnaz Shafi
The University of Texas MD Anderson Cancer Center

Dr. Peter P. Stanich
The Ohio State University Comprehensive Cancer Center – James Cancer Hospital and Solove Research Institute

Dr. Jonathan Terdiman
UCSF Helen Diller Family Comprehensive Cancer Center

Dr. Peter Vu
UC San Diego Moores Cancer Center

*Dra. Jennifer M. Weiss, mestre em Ciências
University of Wisconsin Carbone Cancer Center

Dra. Elizabeth Wood
St. Jude Children's Research Hospital/ The University of Tennessee Health Science Center

Equipe da NCCN

Carly J. Cassara, mestre em Ciências
Especialista em layout de diretrizes

Susan Darlow, PhD
Gerente sênior, Padronização das informações das diretrizes

* Revisaram este guia do paciente. Para divulgações, acesse NCCN.org/disclosures.

Centros de câncer da NCCN

Abramson Cancer Center, University of Pennsylvania
Filadélfia, Pensilvânia
+1 800.789.7366 • *pennmedicine.org/cancer*

Case Comprehensive Cancer Center/
University Hospitals Seidman Cancer Center and
Cleveland Clinic Taussig Cancer Institute
Cleveland, Ohio
UH Seidman Cancer Center
+1 800.641.2422 • *uhhospitals.org/services/cancer-services*
CC Taussig Cancer Institute
+1 866.223.8100 • *my.clevelandclinic.org/departments/cancer*
Case CCC
+1 216.844.8797 • *case.edu/cancer*

City of Hope National Medical Center
Duarte, Califórnia
+1 800.826.4673 • *cityofhope.org*

Dana-Farber/Brigham and Women's Cancer Center |
Mass General Cancer Center
Boston, Massachusetts
+1 877.442.3324 • *youhaveus.org*
+1 617.726.5130 • *massgeneral.org/cancer-center*

Duke Cancer Institute
Durham, Carolina do Norte
+1 888.275.3853 • *dukecancerinstitute.org*

Fox Chase Cancer Center
Filadélfia, Pensilvânia
+1 888.369.2427 • *foxchase.org*

Fred & Pamela Buffett Cancer Center
Omaha, Nebraska
+1 402.559.5600 • *unmc.edu/cancercenter*

Fred Hutchinson Cancer Center
Seattle, Washington
+1 206.667.5000 • *fredhutch.org*

Huntsman Cancer Institute, University of Utah
Salt Lake City, Utah
+1 800.824.2073 • *healthcare.utah.edu/huntsmancancerinstitute*

Indiana University Melvin and Bren Simon
Comprehensive Cancer Center
Indianápolis, Indiana
+1 888.600.4822 • *www.cancer.iu.edu*

Johns Hopkins Kimmel Cancer Center
Baltimore, Maryland
+1 410.955.8964
www.hopkinsmedicine.org/kimmel-cancer-center

Mayo Clinic Comprehensive Cancer Center
Phoenix/Scottsdale, Arizona
Jacksonville, Flórida
Rochester, Minnesota
+1 480.301.8000 • *Arizona*
+1 904.953.0853 • *Flórida*
+1 507.538.3270 • *Minnesota*
mayoclinic.org/cancercenter

Memorial Sloan Kettering Cancer Center
Nova York, Nova York
+1 800.525.2225 • *mskcc.org*

Moffitt Cancer Center
Tampa, Flórida
+1 888.663.3488 • *moffitt.org*

O'Neal Comprehensive Cancer Center, UAB
Birmingham, Alabama
+1 800.822.0933 • *uab.edu/onealcancercenter*

Robert H. Lurie Comprehensive Cancer Center
of Northwestern University
Chicago, Illinois
+1 866.587.4322 • *cancer.northwestern.edu*

Roswell Park Comprehensive Cancer Center
Buffalo, Nova York
+1 877.275.7724 • *roswellpark.org*

Siteman Cancer Center, Barnes-Jewish Hospital
and Washington University School of Medicine
St. Louis, Missouri
+1 800.600.3606 • *siteman.wustl.edu*

St. Jude Children's Research Hospital/
The University of Tennessee Health Science Center
Memphis, Tennessee
+1 866.278.5833 • *stjude.org*
+1 901.448.5500 • *uthsc.edu*

Stanford Cancer Institute
Stanford, Califórnia
+1 877.668.7535 • *cancer.stanford.edu*

The Ohio State University Comprehensive Cancer Center –
James Cancer Hospital and Solove Research Institute
Columbus, Ohio
+1 800.293.5066 • *cancer.osu.edu*

The UChicago Medicine Comprehensive Cancer Center
Chicago, Illinois
+1 773.702.1000 • *uchicagomedicine.org/cancer*

The University of Texas MD Anderson Cancer Center
Houston, Texas
+1 844.269.5922 • *mdanderson.org*

UC Davis Comprehensive Cancer Center
Sacramento, Califórnia
+1 916.734.5959 • +1 800.770.9261
health.ucdavis.edu/cancer

UC San Diego Moores Cancer Center
La Jolla, Califórnia
+1 858.822.6100 • cancer.ucsd.edu

UCLA Jonsson Comprehensive Cancer Center
Los Angeles, Califórnia
+1 310.825.5268 • uclahealth.org/cancer

UCSF Helen Diller Family
Comprehensive Cancer Center
San Francisco, Califórnia
+1 800.689.8273 • cancer.ucsf.edu

University of Colorado Cancer Center
Aurora, Colorado
+1 720.848.0300 • coloradocancercenter.org

University of Michigan Rogel Cancer Center
Ann Arbor, Michigan
+1 800.865.1125 • rogelcancercenter.org

University of Wisconsin Carbone Cancer Center
Madison, Wisconsin
+1 608.265.1700 • uwhealth.org/cancer

UT Southwestern Simmons
Comprehensive Cancer Center
Dallas, Texas
+1 214.648.3111 • utsouthwestern.edu/simmons

Vanderbilt-Ingram Cancer Center
Nashville, Tennessee
+1 877.936.8422 • vicc.org

Yale Cancer Center/Smilow Cancer Hospital
New Haven, Connecticut
+1 855.4.SMILOW • yalecancercenter.org

compartilhe conosco.

Participe da pesquisa e ajude a tornar as NCCN Guidelines for Patients ainda melhores para todos!

NCCN.org/patients/comments

Índice

Made in the USA
Monee, IL
05 November 2026

67873682R00024